AF326255

DE
LA SAUMURE

ET DE

SES PROPRIÉTÉS TOXIQUES.

Par M. REYNAL,

Chef de service de clinique à l'École impériale vétérinaire d'Alfort.

Extrait du RECUEIL DE MEDECINE VÉTÉRINAIRE.

On sait que parmi les substances employées à l'alimentation des hommes et, plus rarement, des animaux, il y en a quelques-unes qui peuvent, dans certaines conditions et sous l'influence de causes encore peu connues, acquérir des propriétés vénéneuses. De ce nombre sont les viandes fumées et différentes préparations de charcuterie.

Tout le monde connaît les cas d'empoisonnement, dus à cette cause, qui ont été observés en France et en Allemagne. Le nombre des personnes qui en ont été les victimes s'est élevé, notamment en Allemagne, à un chiffre assez considérable pour éveiller l'attention de l'autorité et pour provoquer les recherches de plusieurs hommes de science distingués. C'est aux travaux de ces savants, accomplis depuis quelques années, qu'on doit des connaissances plus précises que celles qu'on possédait avant eux sur les transformations que subissent les préparations alimentaires dont il s'agit et sur les effets que leur ingestion détermine sur l'économie.

Le résidu provenant de la salaison des viandes et des poissons, et désigné sous le nom de saumure, détermine, dans plusieurs circonstances, ces effets.

La saumure est très-souvent employée dans différentes parties de la France. Les habitants des pays pauvres et des contrées montagneuses en font usage comme succédané du sel de cuisine. Ne voyant dans cette substance qu'une simple dissolution du sel marin, ils s'en servent par économie, soit pour assaisonner quelques préparations culinaires, soit pour remplacer un des condiments les plus utiles aux animaux domestiques : les aliments du porc, de la volaille, les provendes du gros et du petit bétail ; les fourrages que ces derniers consomment sont souvent mélangés avec la saumure, ou arrosés avec ce liquide pur ou étendu d'eau.

Dans les campagnes, l'empirisme fait encore un fréquent usage, à titre de remède, de la saumure qu'il considère comme une espèce de panacée universelle.

Quelle que soit la maladie, grave ou légère, dès que les animaux ne manifestent plus d'appétit, les guérisseurs se hâtent d'administrer un ou plusieurs breuvages de saumure.

Quelle que soit l'espèce de viande que l'on sale dans un but de conservation, porc, bœuf ou poisson, on obtient toujours pour résidu liquide la saumure.

Dans tous les cas, ce liquide est le résultat de l'action que le chlorure de sodium exerce sur les viandes et de la dissolution de ce sel par l'eau ou la sérosité que ces viandes abandonnent. La quantité de sel employée pour la salaison est variable suivant la qualité et l'espèce de viande et suivant la contrée où on la pratique. En France, pour la viande de porc, la proportion de sel est de 10 pour 100 environ.

Avant de faire connaître les expériences que j'ai tentées pour éclairer l'importante question d'hygiène publique sur laquelle je viens appeler l'attention, il me paraît indispensable, pour l'intelligence plus parfaite de mon travail, d'énumérer rapidement les propriétés physiques et chimiques de la saumure, et d'étudier son action sur l'économie.

Propriétés physiques et chimiques de la saumure.

Couleur. — Non-filtrée, la saumure offre une teinte rouge analogue à celle d'une eau qui aurait servi à laver de la chair musculaire ; elle est rendue un peu plus trouble par les matières organiques qu'elle tient en suspension. Les unes gagnent le fond du vase par le repos ; les autres, graisseuses, plus légères, s'élèvent à la surface du liquide.

Odeur. — L'odeur est peu caractéristique ; elle a quelque analogie avec celle d'une solution affaiblie d'osmazome.

Saveur. — La saumure a la saveur de l'eau saturée de sel marin ; quand cette première impression est dissipée, elle laisse dans la bouche un léger goût acide qui rappelle celui du bouillon un peu sûr.

Densité. — La densité, mesurée au pèse-sel, est d'autant plus grande que la proportion de chlorure de sodium est plus considérable ; en moyenne, elle est de 22 à 25 degrés.

Propriétés chimiques. — La saumure est faiblement acide ; suivant M. Clément, chef de service de chimie à l'Ecole d'Alfort, cette propriété est due à une petite quantité de lactate acide d'ammoniaque qu'elle contient en solution.

Voici, du reste, sa composition chimique :

Eau	74 400
Sel marin (chlorure de sodium)	22.780
Lactate acide d'ammoniaque	0 648
Matière albumineuse dissoute	0.820
Matière animale indéterminée ⎫	
Sulfate de potasse. ⎬	1 352
Phosphate de chaux. ⎭	
	100.000

Cette saumure était préparée depuis un an. Celle dont la préparation remontait à deux, quatre et six ans présentait, à peu de chose près, la même composition.

Action de la saumure sur l'économie. — Personne, que nous sachions du moins, en France n'a parlé des propriétés toxiques de la saumure. A l'époque où je recueillis pour la première fois un exemple d'empoisonnement de huit petits porcs, je fis des recherches bibliographiques, et je ne trouvai dans les nombreux articles consacrés à l'examen de cette substance, soit dans les ouvrages, soit dans les recueils périodiques, que des considérations ayant trait à ses modes divers de préparation et à son emploi à titre de condiment.

Les premières observations relatives aux propriétés vénéneuses de la saumure ont été publiées en Allemagne. Parmi les exemples observés sur le porc, les chevaux, les grands et les petits ruminants, je citerai les suivants, qui méritent, sous plusieurs rapports, d'être connus.

Un des savants professeurs de l'Ecole vétérinaire de Berlin, M. Spinola, a constaté l'empoisonnement de dix-huit porcs, qui sont tous morts après avoir mangé un mélange de son et de saumure de viande.

M. Fuchs, professeur à l'Ecole vétérinaire de Carlsruhe, dans son *Traité de pathologie générale des animaux domestiques*, dit que la saumure provenant de viandes et de harengs salés occasionne, dans certaines circonstances, sur tous les animaux des accidents redoutables.

M. Albert, vétérinaire à Schverte, dans un article inséré dans le *Magasin vétérinaire de Berlin*, décrit avec soin les symptômes qu'il a observés sur les porcs empoisonnés par la saumure.

Un vétérinaire distingué du grand-duché de Luxembourg, M. Fischer (1), m'a communiqué quatre faits du même genre, observés sur les chevaux ; les rapports de cause à effet y sont tellement manifestes, que je crois utile de les résumer brièvement.

Un propriétaire du district du grand-duché de Luxembourg, sur le conseil d'un guérisseur, fait prendre de la saumure à quatre chevaux malades ; il en donne 1 litre à chaque animal. Sur ce nombre, deux moururent empoisonnés en moins de vingt-quatre heures, un après deux jours de souffrance ; le quatrième, qui n'avait pris que la moitié de la dose, fut atteint d'une inflammation grave du canal intestinal, qui céda au traitement mis en pratique par M. Fischer. La saumure dont le guérisseur avait fait usage était vieille de huit mois.

Les faits qui précèdent et ceux, quoique peu nombreux, recueillis en France, paraissent déjà concluants ; cependant, pour leur donner une valeur pratique incontestable, je crus devoir les contrôler par l'expérimentation directe : c'était d'ailleurs le seul moyen de connaître les circonstances au milieu desquelles la saumure acquiert des propriétés vénéneuses, la dose à laquelle elle occasionne la mort des animaux, les

---

(1) Je remercie bien sincèrement M. Fischer, qui m'a fait connaître avec un grand empressement les faits d'empoisonnement avec la saumure qu'il a observés sur les animaux ; je les publierai prochainement dans le *Recueil*, avec les détails intéressants qu'ils renferment. Je remercie également M. Kopp, vétérinaire à Hochfelden, qui a bien voulu faire, sur ma demande, des recherches bibliographiques sur ce sujet dans les publications vétérinaires allemandes.

organes sur lesquels elle porte son action et les moyens d'atténuer ou d'annuler ses effets toxiques.

Telles sont les diverses questions que je me propose d'examiner dans ce mémoire, dont je donne ici le sommaire.

Pour les résoudre, j'ai institué quatre séries d'expériences :

Dans la première, je démontre les propriétés toxiques de la saumure administrée à des animaux de différentes espèces.

Dans la deuxième, j'indique les phénomènes morbides que détermine la saumure mélangée aux aliments.

Dans la troisième, j'étudie le mode d'agir de cette substance et l'appareil organique sur lequel elle porte plus particulièrement son action.

Dans la quatrième, j'indique le traitement qui me paraît expérimentalement le plus utile pour combattre l'intoxication par la saumure.

PREMIÈRE SÉRIE D'EXPÉRIENCES.

Démontrer les propriétés toxiques de la saumure.

PREMIÈRE EXPÉRIENCE. — Chien de moyenne taille, âgé de trois ans, bien portant.

On administre à cet animal, à jeun depuis douze heures, 2 décilitres de saumure préparée depuis un an ; à peine en avait-il avalé 3 centilitres, que des nausées violentes et répétées survinrent et forcèrent à suspendre l'administration. Quand elles eurent cessé, je fis avaler d'un seul trait le restant des 2 décilitres du liquide. Presque aussitôt la saumure est en partie rejetée, mélangée à des mucosités intestinales, les nausées continuent sans interruption pendant trente-cinq minutes ; le chien est très-abattu, sa démarche est chancelante, ses membres le soutiennent à peine, la peau est très-chaude, la respiration très-accélérée.

Trois heures après l'administration de la saumure, ces symptômes se dissipèrent ; le lendemain l'animal était seulement triste et sans appétit.

DEUXIÈME EXPÉRIENCE. — Chien de grande taille, âgé de cinq ans, bien portant, à jeun depuis quarante-huit heures.

On lui donne 2 décilitres de saumure préparée depuis un an. A peine en avait-il avalé quelques gorgées, qu'il s'agite violemment et cherche à se défendre ; on parvient, non sans difficulté, à lui faire avaler les deux tiers de la dose indiquée, cinq minutes s'étaient à peine écoulées, que de violentes nausées se manifestèrent, accompagnées d'un rejet de matières alimentaires mêlées à la saumure, à des mucosités gastriques et à une salive mousseuse. A en juger par les efforts continus de l'animal pour vomir, par l'allongement extrême de la tête sur le cou de l'animal, par sa physionomie anxieuse, sa face grippée, ses yeux enfoncés presque subitement dans les orbites, par la prostration, les tremblements des membres, les plaintes, le décubitus, l'action de la saumure sur la muqueuse intestinale avait été des plus intenses. Dans les vingt-quatre heures qui suivirent l'administration de cette substance, les symptômes se dissipèrent; l'abattement, la tristesse, l'inappétence et les douleurs de ventre persistèrent pendant trois jours.

Troisième expérience. — Chien de forte taille, âgé de quatre ans, bien portant.

Pour mettre obstacle au vomissement, on pratique l'œsophagotomie; par la solution de continuité, et à l'aide d'une sonde en caoutchouc, on introduit dans l'estomac 25 centilitres de saumure préparée depuis quatre ans; on fait ensuite une ligature sur l'œsophage, au-dessous de l'incision : en quelques secondes les nausées disparaissent; dix minutes après, les efforts expulsifs se calment; un tremblement convulsif de tout le corps, caractérisé par de violentes contractions des fléchisseurs, leur succède; bientôt l'animal faiblit et se laisse tomber par terre : dans cette position, les nausées reparaissent avec plus d'intensité; les contractions continuent comparables à celles de la chorée; enfin la mort arrive, trois heures après l'ingestion de la saumure.

Autopsie faite trois heures après la mort. — Les organes de la respiration et de la circulation sont intacts; l'intestin, les reins et la vessie sont fortement congestionnés; mais les lésions principales existent dans l'estomac et le cerveau. L'estomac présente à l'extérieur une magnifique arborisation ; la muqueuse gastrique est d'une couleur rouge brunâtre marbré; dans le sac gauche, et surtout près du cardia, elle est en certains points complétement dénudée d'épithélium, ce qui donne à ses plaques l'aspect de larges ulcérations. Le tissu cellulaire sous-muqueux est le siége d'une infiltration séreuse jaunâtre. La muqueuse de l'œsophage est elle-même vivement irritée, les sinus veineux de l'encéphale sont gorgés de sang, le cerveau est injecté, le plexus choroïde est infiltré et d'une couleur brune; la moelle épinière même participe à cette altération.

Première expérience. — Cheval entier, propre au gros trait, de moyenne taille, en bonne santé.

Le matin, on lui administre à jeun un ½ litre de saumure vieille de quatre ans; on ne remarque rien d'anormal pendant toute la journée; on note cependant une expulsion plus fréquente d'urine.

Deuxième expérience. — Jument de race croisée anglaise, âgée de sept ans.

Le matin à jeun, on lui administre 1 litre de saumure vieille de quatre ans. Dans la journée, on note les symptômes suivants : coliques légères, trépignements, borborygmes profonds, urines plus abondantes, sensibilité du ventre, inappétence, diarrhée. Trente-six heures après l'administration de la saumure, on sacrifie l'animal qui a servi d'expérience.

A l'autopsie, on rencontre quelques rougeurs dans l'intestin grêle et le cœcum, quelques ecchymoses dans les ventricules du cœur et même dans les fibres musculaires de cet organe.

TROISIÈME EXPÉRIENCE. — Cheval entier de race bretonne, âgé de dix ans.

Je fis administrer à cet animal, à jeun depuis deux jours, 2 litres de saumure; il la déglutit sans difficulté. Aussitôt après, une sueur abondante couvre toute la surface du corps, la respiration s'accélère et s'accompagne d'une plainte saccadée; on compte trente-quatre respirations à la minute. Les battements du cœur deviennent forts et tumultueux.

L'animal se couche, se relève, se livre à de violents efforts, qui provoquent l'expulsion de quelques matières excrémentielles. Les mouvements désordonnés cessent bientôt; à l'agitation succède une sorte de stupeur générale, suivie de la perte de la sensibilité. On peut piquer la peau en différents endroits du corps, sans que l'animal témoigne la moindre douleur; il ne semble sortir de cet état léthargique que pour relever la tête et lui imprimer un mouvement d'extension sur l'encolure, ou bien pour la porter du côté du flanc.

Si on force l'animal à se relever, le train postérieur vacille au point de rendre la chute imminente. Bientôt il se laisse tomber lourdement, se débat violemment: tout le corps s'agite comme s'il était soumis à l'action d'une décharge électrique. Tous les muscles se contractent soudainement, et avec force, en communiquant à la masse du corps un mouvement saccadé; les lèvres sont paralysées et suivent inactives les mouvements des mâchoires, le pouls diminue, le corps devient froid, l'animal meurt, en se débattant faiblement, quinze heures après l'administration de la saumure.

L'autopsie est faite immédiatement après la mort. Les vaisseaux du mésentère sont gorgés d'un sang noir; l'intestin grêle contient un liquide exhalant une odeur fétide et ammoniacale; la muqueuse est fortement congestionnée et présente çà et là, surtout aux points correspondants aux glandes de Peyer, des taches d'une teinte rouge noirâtre et livide; elle est recouverte d'une couche plastique se détachant très-facilement des parties sous-jacentes. Dans le duodénum les glandes de Brunner sont gonflées et congestionnées. Le cœcum contient un liquide analogue à celui de l'intestin grêle. La muqueuse du gros côlon a une coloration rouge foncé; le tissu cellulaire sous-muqueux est légèrement infiltré.

L'estomac contient une grande quantité d'un liquide jaunâtre, inodore, analogue à de la sérosité. La muqueuse du sac droit est le siége d'une vive congestion, le tissu cellulaire est infiltré, et près de l'orifice œsophagien on remarque quelques ecchymoses. Le cœur offre sur sa face interne de nombreuses taches ecchymotiques; il est rempli d'un sang noir et poisseux. Le cerveau est très-congestionné, les sinus sont gorgés d'un sang noir; le plexus choroïde est fortement injecté, les corps striés, ainsi que les cornes d'Ammon et le lobule mastoïde, sont parsemés d'un pointillement sanguin. Le liquide contenu dans les ventricules est trouble, plus abondant que dans l'état normal.

PREMIÈRE EXPÉRIENCE. — *Porc*. — Cet animal est bien portant et à jeun depuis douze heures. Dans cet état, on lui administre un ½ litre de saumure vieille de deux ans. Au bout de quelques minutes, on observe de violentes éructations, auxquelles succèdent les nausées. Celles-ci durent une demi-heure environ, temps pendant lequel l'animal se montre inquiet et agité, enfin le vomissement se manifeste.

Dès lors les nausées cessent, une sorte de stupeur persiste pendant toute la journée.

Le lendemain, nouvelle administration d'un ¼ de litre de saumure.

Quelques minutes après, les symptômes de stupéfaction et d'anxiété observés la veille se reproduisent : toutefois, on ne remarque ni les nausées ni le vomissement. La respiration s'accélère considérablement ; vers le soir, on observe une grande gêne dans les mouvements du train postérieur.

Le surlendemain, à sept heures, il tombe comme frappé d'épilepsie. Tout le corps est agité par des contractions nerveuses subites et saccadées ; une salive écumeuse sort en abondance de la bouche.

Dans cette position, l'animal semble être soumis à l'action de décharges électriques qui, fréquemment répétées, entraînent dans un mouvement simultané et général les quatre membres, les muscles croupiens, l'encolure et la tête. Ces convulsions se prolongent jusqu'à la mort.

A l'autopsie, on trouve l'estomac distendu par des gaz d'une odeur fétide : la muqueuse du sac droit est rouge ; sur divers points de sa surface, on voit de larges plaques noirâtres et rugueuses au toucher.

La muqueuse intestinale est aussi fortement congestionnée, le cerveau est injecté, les sinus veineux sont gorgés de sang, les enveloppes sont ecchymosées.

Volaille. — J'ai également fait des expériences sur les volailles (poules et coqs). De ces expériences, il résulte que la saumure est toxique à la dose de 3 à 4 centilitres.

De cette première série d'expériences, il est permis de conclure :

1° Que la saumure administrée pure et à la dose de 5 centilitres est un vomitif puissant pour le chien ;

2° Qu'à la dose de 2 à 3 décilitres, elle produit des phénomènes d'intoxication sans occasionner la mort, si l'animal peut vomir, mais que cette quantité tue le chien en un temps très-court, si par un artifice quelconque on empêche le vomissement ;

3° Qu'à la dose de 1 litre, la saumure provoque chez le cheval une irritation de la muqueuse intestinale ;

4° Qu'à la dose de 2 à 3 litres, la saumure empoisonne le même animal dans le court espace de vingt-quatre à quarante-huit heures ;

5° Qu'à la dose de 1/2 litre elle est toxique pour le porc ;

6° Enfin que de 3 à 4 centilitres cette substance est toxique pour les volailles.

Nota. — L'action de la saumure sur l'économie est d'autant plus active que sa préparation remonte à une date plus éloignée.

J'ai expérimenté avec la saumure de viande de porc, vieille d'un an et de six ans, et avec la saumure récemment faite, et j'ai toujours remarqué que cette dernière n'occasionne des accidents qu'à une dose double et triple de la première ; pendant les trois premiers mois qui suivent la salaison de la viande de porc, elle est même inoffensive ; elle agit simplement, à la manière des diurétiques et des purgatifs laxatifs. Les propriétés toxiques de la saumure provenant des viandes rances sont beaucoup plus actives.

DEUXIÈME SÉRIE D'EXPÉRIENCES.

La saumure mélangée en proportion variable avec les aliments est-elle un poison ?

J'ai institué cette deuxième série d'expériences dans le but de me rapprocher le plus possible des conditions dans lesquelles la saumure est donnée dans les campagnes à titre de condiment aux animaux.

§ Ier.

PREMIÈRE EXPÉRIENCE. — *Chien de grande taille.* — On lui présente une écuelle contenant de la soupe mêlée à 1 décilitre 7 centilitres de saumure ; il mange avidement ce mélange et ne présente dans la journée aucun symptôme particulier.

Le lendemain, on présente au même sujet de la soupe mêlée à 2 décilitres de saumure vieille de six ans. A peine a-t-il avalé quelques parcelles de ce mélange qu'il se jette en arrière et refuse de manger : le reste lui est alors administré de force.

Les nausées se montrent quelques minutes après et sont immédiatement suivies de vomissements ; au bout d'un quart d'heure, le calme était complet.

Le lendemain matin, le chien est trouvé mort dans sa loge.

Autopsie. — Les veines mésentériques sont gorgées de sang ; la muqueuse de l'estomac, fortement plissée, est ecchymosée. Injection du cerveau et de ses enveloppes.

DEUXIÈME EXPÉRIENCE. — *Chien de moyenne taille.* — Il mange un mélange de soupe et de 2 décilitres de saumure ; rien de particulier ne se montre dans la journée ; le lendemain, comme il avait refusé le même mélange, on le lui administre de force. Il meurt huit à neuf heures après.

Autopsie. — On trouve dans l'estomac et l'intestin grêle les caractères d'une vive inflammation : sur la muqueuse duodénale, forte injection vasculaire affectant la disposition linéaire ; quelques glandes de Peyer se mon-

trent fortement indurées ; sur le lobe droit du cerveau, à la partie anté-
rieure, s'observe un ramollissement assez étendu et entouré d'une aréole
rouge.

TROISIÈME EXPÉRIENCE. — *Chien de forte taille.* — Il mange à jeun
un mélange de soupe et de 2 décilitres ½ de saumure. Les nausées et le vomissement suivent de près l'ingestion ; le calme se rétablit bientôt.

Après une une diète de deux jours, le même chien est soumis à une nouvelle expérience ; on lui présente de la soupe et 2 décilitres de saumure.
Aussitôt qu'il a mangé ce mélange, on place une forte ligature sur l'œsophage préalablement mis à découvert ; cinq minutes après, de violentes nausées, suivies de douloureux efforts de vomissement, se manifestent ; une
bave filante et mousseuse s'écoule en abondance de sa gueule ; son corps
témoigne, dans toutes les parties, une sensibilité extrême, à laquelle succède une prostration complète ; c'est dans cet état qu'il meurt cinq ou six
heures après l'ingestion.

Autopsie. — La muqueuse œsophagienne présente dans sa portion tho-
racique de nombreuses ecchymoses ; sauf quelques rougeurs, l'estomac est
intact sur toute sa surface ; l'intestin grêle est assez fortement congestionné ;
sur la muqueuse du duodénum se remarquent de larges ecchymoses affectant dans leur ensemble une disposition linéaire ; elles sont placées sur le
sommet des plis ; quelques glandes de Peyer sont en partie indurées. Injection considérable du cerveau et de ses enveloppes.

QUATRIÈME EXPÉRIENCE. — *Chien de moyenne taille.* — Il mange un
mélange de soupe et de 2 décilitres ½ de saumure, qu'il rejette peu d'in-
stants après l'ingestion.

Au même sujet, tenu à la diète, on présente une écuelle contenant de la
soupe et 1 décilitre ½ de saumure ; il mange le tout avec avidité et ne présente dans les heures consécutives aucun des symptômes du vomissement.

Sur le même chien, après lui avoir donné à manger un mélange de soupe
et de 2 décilitres ½ de saumure, on lie l'œsophage ; aussitôt les nausées ap-
paraissent, bientôt l'animal tombe, passe successivement d'une violente agitation à une prostration extrême, et meurt une heure après l'ingestion du
mélange.

Autopsie. — L'estomac se présente fortement enflammé ; le cul-de-sac
droit est d'un rouge noir uniforme ; la muqueuse est épaissie et le tissu cellulaire sous-muqueux très-infiltré.

Sur l'intestin grêle se montrent des taches ecchymotiques d'autant plus
grandes qu'on les examine près du duodénum. Le cerveau est injecté et les
enveloppes ecchymosées.

Si on résume les expériences de cette partie de la deuxième série,
on arrive à ces conclusions :

1° Que jusqu'à la dose de 1 décilitre, la saumure mêlée aux aliments ne produit pas d'effets nuisibles ;

2° Qu'à des doses plus élevées, les nausées et le vomissement suivent presque immédiatement l'ingestion du mélange ;

3° Qu'à la dose de 4 décilitres, la mort survient malgré le vomissement ;

4° Enfin, que 2 à 3 décilitres de saumure, mêlée à une assez grande quantité d'aliments, représente une dose toxique pour le chien quand celui-ci ne vomit pas.

§ II.

Une question intéressante restait encore à élucider : celle de savoir si, en mélangeant chaque jour et d'une manière continue de la saumure avec la nourriture, et en laissant les animaux libres de prendre ce mélange ou de le laisser, l'empoisonnement était encore possible.

C'est dans ce but que j'instituai les expériences suivantes :

PREMIÈRE EXPÉRIENCE. — *Chien de grande taille,* en bon état de santé.

On donne à cet animal, à jeun depuis vingt-quatre heures, une copieuse ration de soupe dans laquelle on avait mélangé 8 centilitres de saumure vieille d'un an ; cinq minutes après l'ingestion de ce mélange, de violentes nausées se manifestent ; elles sont suivies de vomissements qui débarrassent en partie l'estomac des aliments qu'il contenait. Les nausées se succèdent encore par intervalle durant une demi-heure. L'animal est triste, inquiet, sans appétit pendant vingt-quatre heures.

Le lendemain, on répète sur cet animal l'expérience. On lui donne le mélange préparé dans les mêmes proportions, presque aussitôt il vomit les matières ingérées ; dans le cours de la journée, on observe par intervalle des nausées et des contractions des muscles abdominaux ; il est abattu, sans appétit ; il recherche avec avidité les boissons froides ; il reste presque toujours couché, un léger tremblement musculaire agite tout le corps.

Le deuxième jour, le chien manifeste quelques signes d'appétit, on lui présente une nouvelle ration de soupe mélangée à 1 décilitre de saumure ; à peine en avait-il mangé la moitié qu'il éprouve des nausées et des envies de vomir ; une demi-heure après le repas, il rejette une partie des aliments contenus dans l'estomac ; la tristesse, les tremblements généraux, l'agitation de la tête, la contraction nerveuse des muscles des lèvres, la sensibilité du ventre, l'inappétence, la soif brûlante indiquent de la manière la plus évidente l'empoisonnement de l'animal. Il succombe le sixième jour dans un grand état de maigreur, épuisé par une diarrhée liquide et sanguinolente.

Autopsie. — On constate une violente inflammation de la muqueuse intestinale ; on remarque notamment dans l'intestin grêle un pointillement rougeâtre, des ecchymoses de la largeur d'une pièce de 20 et de 50 centimes ;

dans ces points ecchymotiques, on ne trouve plus la trace de la texture de la muqueuse ; sa surface est recouverte par une couche de matière plastique ; le tissu cellulaire sous-muqueux est infiltré d'une sérosité jaunâtre ; les reins ont augmenté de volume ; la muqueuse de la vessie est très-rouge, elle renferme une petite quantité d'urine sanguinolente ; les cavités du cœur sont remplies par un caillot noir très-ferme. Le cerveau est injecté et les vaisseaux qui rampent à sa surface sont gorgés de sang ; les enveloppes sont rouges, injectées et ecchymosées.

DEUXIÈME EXPÉRIENCE. — Deux porcs, parfaitement sains et d'un bon embonpoint, sont enfermés dans une boxe pour y être soumis à l'alimentation suivante : mélange de saumure avec de la chair de cheval, de la farine et un peu d'avoine.

Le 16 janvier 1853, on commence par la dose de ¼ de litre ; le 18, elle est portée à ½ litre ; le 22, on la porte à 1 litre. Durant les premiers jours, les porcs mangeaient avec plaisir le mélange qu'on leur présentait, seulement la soif était très-augmentée ; le 23, la saumure est supprimée, puis donnée de nouveau le 28.

Depuis le commencement de l'expérience, ils ont considérablement maigri.

Le 29, treizième jour de l'expérience, l'un d'eux succombe.

Autopsie. — On trouve le cœur gorgé d'un sang noir et poisseux, les intestins fortement congestionnés dans toute leur étendue ; quelques glandes de Peyer paraissent indurées ; parmi celles de Brunner, deux sont ulcérées ; la muqueuse du sac droit de l'estomac est très-congestionnée et épaissie.

Le second porc succombe le dix-huitième jour.

De ces dernières expériences on peut conclure que la saumure mêlée à d'autres aliments peut agir comme poison quand elle est prise pendant un certain temps ; qu'elle est toxique pour le porc, qui en est quelquefois très-friand, à la dose de 1/2 à 1 litre.

TROISIÈME SÉRIE D'EXPÉRIENCES.

Mode d'action de la saumure.

La saumure paraît exercer sur l'économie deux actions différentes :

L'une locale, irritante, donnant lieu à une congestion et à une inflammation violente sur le canal intestinal ; les nombreuses autopsies que j'ai rapportées en donnent la démonstration ;

L'autre générale ; la saumure agit alors sur la peau, sur l'appareil urinaire, et plus directement sur le système nerveux.

De quelque manière que j'aie administré la saumure, pure ou mé langée aux aliments, toujours j'ai vu apparaître des phénomènes nerveux, caractérisés, chez le chien, par des tremblements généraux, par des contractions spasmodiques des muscles, notamment des fléchisseurs ; chez le porc, les symptômes nerveux ont été plus caractéristiques encore, puisqu'il s'est produit de véritables attaques épileptiformes ; enfin, chez le cheval, la paralysie des lèvres, de la face, du train postérieur, l'extinction de la sensibilité, les spasmes, la raideur tétanique des muscles prouvent suffisamment que la saumure a une action sur le système nerveux cérébro-spinal.

L'action de cette substance sur la peau et l'appareil urinaire se traduit, ainsi qu'on a pu le remarquer chez le cheval particulièrement, par des sueurs abondantes et par une sécrétion considérable d'urine.

Les reins me paraissent être les organes qui servent à l'élimination des éléments toxiques de la saumure.

Quelques auteurs ont cherché à déterminer le principe qui donne à la saumure ses propriétés toxiques.

En Allemagne, on a invoqué la présence d'un acide gras, formé pendant la salaison sous l'influence du chlorure de sodium. Cet acide gras se trouverait surtout dans les parties surnageantes de la saumure, et serait d'autant plus abondant que la saumure daterait d'une époque plus ancienne.

Dans le but d'examiner la valeur de cette opinion, j'ai expérimenté avec la saumure prise à la superficie, au milieu et dans les parties les plus inférieures d'un tonneau rempli de ce liquide, et je n'ai pas remarqué de différences sensibles dans le mode d'action.

M. Fuchs, professeur à l'Ecole de Carlsruhe, dit qu'il ne lui paraît pas nécessaire, pour expliquer les accidents consécutifs à l'ingestion de la saumure, d'avoir recours à une substance toxique particulière qui se formerait dans ce liquide. Le sel marin, suivant lui, suffit pour expliquer ces effets, et d'autant mieux qu'il est mêlé à des substances animales.

M. Spinola, professeur à l'Ecole vétérinaire de Berlin, ne croit pas non plus que la saumure contienne une substance vénéneuse analogue à celle que contiennent les viandes de charcuterie altérées ou fumées ; car ces dernières, ajoute M. Spinola, agissent plus particulièrement sur le système du grand sympathique, tandis que la maladie qu'il a observée à la suite de l'administration de la saumure a commencé par le vertige et a fini par un état apoplectique.

Quoi qu'il en soit du principe toxique de la saumure, de sa nature et de son mode de formation, il est constant que ce n'est pas au sel, ainsi que l'admet M. Fuchs, que l'on doit attribuer les propriétés toxiques de cette substance ; car en administrant une quantité de sel proportionnelle à celle que contient une dose toxique de saumure, on pourra produire une inflammation du canal intestinal, des nausées, des vomissements chez le chien et chez le porc, mais jamais on ne déterminera ces phénomènes nerveux qui, en épuisant l'économie, sont la cause de la mort, et si, au lieu de donner cette quantité de sel pur, on le mélange à la nourriture, les animaux n'en seront point incommodés.

Cette opinion est étayée sur une série d'expériences faites avec une solution concentrée de chlorure de sodium, qui marquait, au pèse-sels, de 22 à 25 degrés, comme les différentes saumures qui ont servi à mes études expérimentales.

Peut-on invoquer la présence de matières animales en putréfaction, les effets combinés de ces matières et du chlorure de sodium ? Je ne le pense pas.

J'ai administré plusieurs fois la saumure préalablement filtrée avec du charbon animal, ensuite mélangée avec ce charbon ; l'action toxique de la saumure a toujours été aussi intense.

Dans un travail récemment publié, qui m'a été communiqué par M. Chevalier, un médecin belge, M. Van den Corput, attribue les propriétés toxiques des viandes fumées au développement d'un végétal qu'il désigne sous le nom de *sarcina botulina*.

Serait-il permis d'invoquer cette cause pour expliquer le mode d'action de la saumure ? Je ne puis rien préjuger à cet égard ; mais s'il est vrai, ainsi que l'admet M. Van den Corput, que l'essence de térébenthine soit l'antidote de ce cryptogame, je dois dire que la saumure agit de la même manière administrée seule ou mélangée à l'essence de térébenthine.

Si les diverses expériences que j'ai faites dans le but de rechercher l'élément qui rend la saumure toxique n'ont produit, sous ce rapport, aucun résultat, elles ont du moins servi à déterminer les conditions qui semblent influer sur la puissance toxique de la saumure. C'est ainsi que la saumure du porc, la seule qui ait servi à mes expériences, agit sur l'économie à la manière d'une solution saline dans les deux à trois premiers mois qui suivent sa préparation. C'est en vieillissant qu'elle paraît acquérir ses propriétés toxiques, surtout quand elle est en contact avec des viandes rances (1).

QUATRIÈME SÉRIE D'EXPÉRIENCES.

Traitement de l'empoisonnement par la saumure.

Par les expériences que j'ai précédemment exposées, je crois avoir mis hors de doute l'action de la saumure sur les intestins et sur le système cérébro-spinal. On a vu que les lésions principales trouvées dans ces organes consistent en injections et vascularisations plus grandes des tissus, et en un engorgement considérable de tout le système veineux ; on se rappelle, en outre, que la saumure provoque la transpiration et une sécrétion plus abondante d'urine.

C'est sur ces derniers phénomènes mis en lumière par mes expérimentations que j'ai établi la thérapeutique de l'empoisonnement par la saumure.

J'ai eu recours :

1° Aux saignées générales pour dégorger le système veineux ;

2° Aux breuvages de décoction concentrée de graines de lin, dont les propriétés diurétiques étaient rendues plus actives par l'addition de 20 à 30 grammes d'azotate de potasse ;

3° Aux boissons acidules ;

4° Aux réfrigérants sur le front ;

5° Aux applications sinapisées sur divers points de la surface cutanée.

---

(1) Tout récemment, mon honorable maître M. Renault a mis à ma disposition une grande quantité de saumure provenant de viandes de bœufs et de porcs salées en Amérique. Cette saumure, donnée à la dose de 8 et 10 litres, n'a donné lieu à aucun phénomène d'intoxication. Cela tient-il à ce qu'elle était récemment préparée ? Je l'ignore ; mais j'ai lieu d'espérer que les expériences nouvelles que j'ai entreprises expliqueront cette différence de la saumure provenant des viandes salées en France et en Amérique.

Ces moyens thérapeutiques, essayés expérimentalement sur les chevaux, ont été très-efficaces.

Conclusions générales.

De l'ensemble des faits chimiques et des expériences que j'ai tentées, on peut déduire les conclusions générales suivantes :

1° Que la saumure, trois ou quatre mois après sa préparation, contracte des propriétés toxiques ;

2° Qu'en moyenne, à la dose de 2 à 3 litres pour le cheval, de 1/2 à 1 litre pour le porc, et de 1 à 2 décilitres pour le chien, la saumure produit l'empoisonnement ;

3° Qu'à des doses bien moins élevées, elle provoque le vomissement chez le chien et le porc ;

4° Que l'emploi de cette substance mélangée aux aliments continué pendant quelque temps, même en petité quantité, peut occasionner la mort.

Paris. — Typographie de E. et V. PENAUD frères, 10, rue du Faubourg-Montmartre.